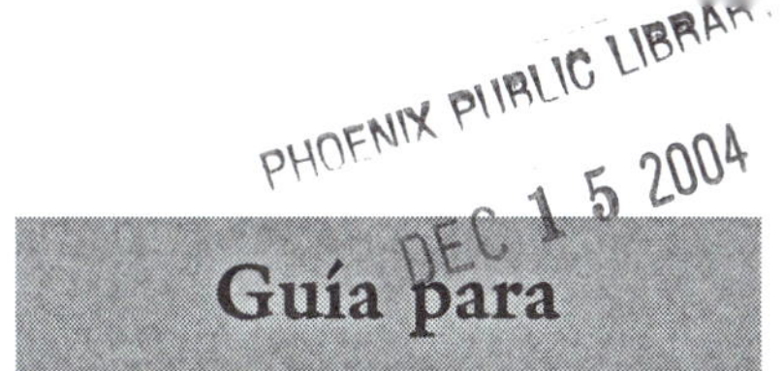

Guía para

El consumo de carbohidratos

Un método simple para la planificación de la dieta del diabético

Fairview Health Services

Fairview Press
Minneapolis

Publicado por Fairview Press, 2450 Riverside Ave, Minneapolis, Minnesota, 55454. Fairview Press es un departamento de Fairview Health Services, organismo dedicado a la salud con un énfasis comunitario, y afiliado a la Universidad de Minnesota. Ofrecemos una gama completa de servicios, desde la prevención de las enfermedades y lesiones hasta la atención de los problemas de salud más complejos. Para obtener gratuitamente un catálogo de los títulos actualmente disponibles por Fairview Press, llame al 1-800-544-8207. Puede también consultar nuestro sitio de Internet: http://www.fairviewpress.org.

Library of Congress Cataloging-in-Publication Data
Guide to carbohydrate counting. Spanish.
 Guía para el consumo de carbohidratos : un método simple para la
planificación de la dieta del diabético / edición y traducción al idioma español,
Servicio de Intérpretes del Centro Médico Fairview-University.
    p. cm.
  ISBN 1-57749-151-3 (alk. paper)
  1. Diabetes--Diet therapy. 2. Food--Carbohydrate content. 3. Food exchange
lists. I. Fairview Health Services. II. Title.
  RC662.G8518 2004
  616.4'620654--dc22

                    2004050662

Edición en inglés, primera impresión: Octubre 1999

Impreso en los Canada
08 07 06 05 04   5 4 3 2 1

Editora: Carol Brunzell, RD, CDE
Edición y traducción al idioma español: Servicio de Intérpretes del Centro Médico
            Fairview-University
Contribuyentes: Connie Rivard, MPH, RD; Jillian Moe, MS, RD; Mindy Kahn, RD;
            Sue Karr, MS, RD; Lisa VanDeHei, RD; Mardelle Madsen, RD, CDE
Diseño de la portada: Laurie Ingram Design (http://www.laurieingramdesign.com)
Diagramación en español: Edgar Rojas

Contenido

PIRÁMIDE ALIMENTICIA

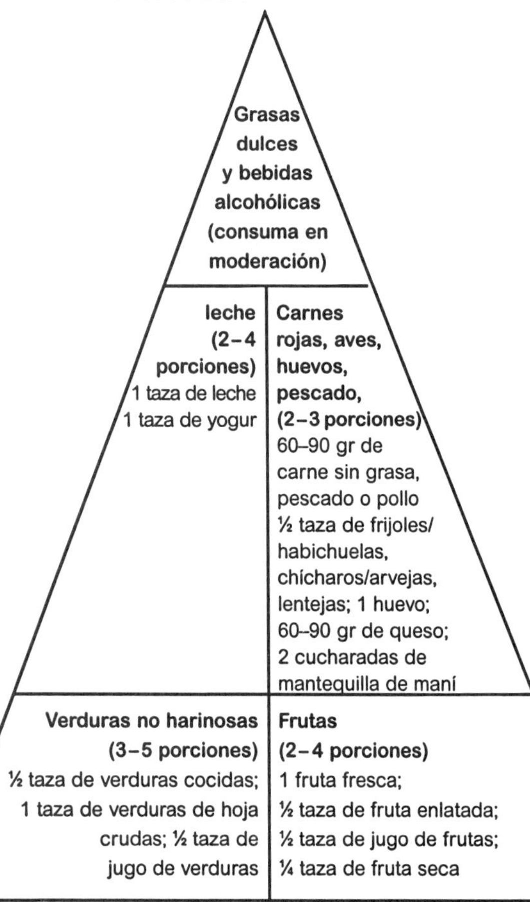

INTRODUCCIÓN

La *Guía para el consumo de carbohidratos* ha sido preparado para personas de todas las edades que padecen de diabetes mellitus. Explica de un modo fácil de entender la relación que existe entre las comidas y el azúcar en la sangre. Este manual le será más útil si usted está bajo la atención de un especialista en nutrición, el que puede ayudarlo a diseñar un plan de alimentación acorde a sus necesidades específicas.

El diabético debe trabajar en conjunto con los especialistas que lo atienden (médicos, enfermeras, dietistas y otros) para estar al tanto de su diabetes y aprender cómo mantener su salud.

No patrocinamos ninguno de los productos alimenticios mencionados en este manual. Estos son más bien una muestra al azar de los alimentos consumidos normalmente en los Estados Unidos.

DIABETES: CÓMO LOGRAR EL EQUILIBRIO

La insulina es una hormona producida por el páncreas. Su propósito es regular los niveles de azúcar en la sangre y estabilizar el metabolismo. Cuando usted tiene diabetes, su cuerpo no produce suficiente insulina, no utiliza adecuadamente la insulina que produce, o ambas cosas. Cuando se tiene diabetes es importante lograr un buen control del nivel de azúcar en la sangre para mantenerse sano, por medio de la dieta, los medicamentos (insulina o pastillas) y el ejercicio físico.

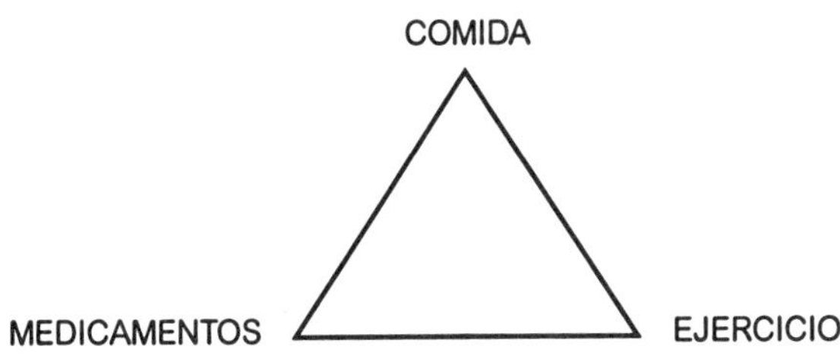

Una dieta sana

Para cuidarse es importante mantener una dieta sana y equilibrada. Seguir las recomendaciones de la pirámide alimenticia al principio de este manual es un método simple para comer saludablemente. La pirámide muestra que una dieta sana consiste en una buena base de granos, frutas y verduras, con porciones menores de carnes magras y productos lácteos descremados. Las grasas y los azúcares adicionales se deben usar con moderación. Intente comer por lo menos la cantidad mínima de porciones de cada grupo alimenticio por día, incluyendo por lo menos tres porciones de granos enteros (como pan de harina integral o un cereal elaborado con granos enteros). Cerciórese de cuáles son sus necesidades específicas con un dietista.

Cómo los elementos nutritivos afectan los niveles de azúcar

Los alimentos contienen seis elementos nutritivos: **los carbohidratos, las proteínas, las grasas, las vitaminas, los minerales** y **el agua**. Los carbohidratos, las proteínas y las grasas proporcionan la energía (las calorías). De estos elementos, los carbohidratos son los que más afectan el nivel de azúcar en la sangre. Las siguientes gráficas muestran cómo los carbohidratos, las proteínas y las grasas afectan el nivel de azúcar en la sangre.

Niveles de Azúcar en la Sangre

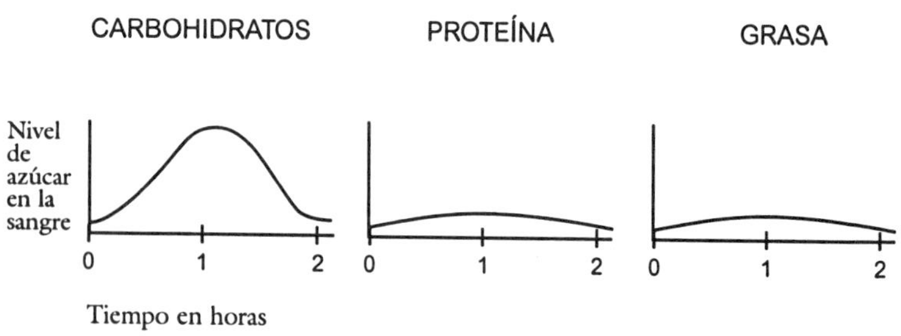

Los elementos nutritivos en las comidas

La carne, pescado, carne de aves, huevos, productos lácteos y legumbres (frijoles/habichuelas, chícharos/arvejas y lentejas) contienen **proteínas** y cantidades variables de grasas. Las **grasas** están en los aceites, mantequilla, margarina, productos para untar, aderezos para ensalada y otras comidas. Todos los alimentos contienen **vitaminas, minerales** y **agua**. Si usted come gran variedad de alimentos le será más fácil obtener la cantidad adecuada de vitaminas y minerales.

Los alimentos con **carbohidratos** son los granos (pan, arroz, pastas y cereales), frutas (fresca, enlatada, seca y jugos), verduras harinosas (papa, elote/maíz, chícharo/arveja, calabaza), leche, yogur, legumbres (frijoles/habichuelas, chícharos/arvejas y lentejas), postres, bocadillos y bebidas azucaradas. Los dos tipos principales de carbohidratos en estas comidas son los azúcares y el almidón. Ambos tienen el mismo efecto sobre el nivel de azúcar en la sangre cuando se comen en cantidades similares. La **fibra**, que es un carbohidrato que no se se digiere y que no afecta el nivel de azúcar en la sangre, se encuentra en los cereales integrales, las frutas, verduras, frijoles, chícharos y lentejas. En una dieta saludable, la fibra cumple un papel importante, ya que ayuda a la digestión y puede reducir el nivel de colesterol en la sangre. Intente consumir entre 20 a 35 gramos de fibra por día.

Ya que los carbohidratos son los que más afectan el nivel de azúcar en la sangre, el método principal para controlar este nivel es regulando la cantidad de carbohidratos que consume en las comidas y entre comidas. **No es necesario evitar las comidas con muchos carbohidratos. Una cantidad uniforme de carbohidratos en el transcurso del día le ayudará a regular su nivel de azúcar en la sangre.** Si usted utiliza insulina, puede aprender a regular la dosis de la insulina de efecto rápido según la cantidad de carbohidratos que vaya a comer. Hable con su dietista, su enfermero o su médico sobre la mejor forma de lograrlo. Basándose en sus hábitos, y con la ayuda de su dietista, podrá determinar cuántos carbohidratos comer en cada comida y entre comidas.

Carnes, verduras no harinosas y grasas

Las carnes, verduras no harinosas y grasas no tienen efecto significativo sobre el nivel de azúcar en la sangre si se consumen en porciones recomendadas, porque tienen poco o nada de carbohidratos. Su dietista le ayudará a decidir cuál es la mejor cantidad de éstas que debe incluir en su dieta.

Carnes y sustitutos de la carne

Las carnes y sus sustitutos tienen cantidades variables de grasa. Elija carnes magras (sin grasa), sus sustitutos (ver p. 5) y formas de cocción que requieran poca grasa como hervir, asar, hornear, tostar, cocinar en la olla, al vapor o saltear con poco aceite. Quite toda la grasa de la carne antes de cocinar.

Verduras no harinosas

Las verduras son parte importante de una dieta balanceada. Procure comer de 3 a 5 porciones por día. Típicamente media taza de verduras cocidas o jugo de verduras o una taza de verdura de hoja sin cocinar constituyen una porción. Una porción de verduras contiene en promedio 5 gramos de carbohidratos.

Las verduras harinosas —el elote/maíz, los chícharos/arvejas, frijoles/habichuelas, papas y calabazas— se encuentran en el grupo de los alimentos harinosos de la pirámide alimenticia porque contienen más carbohidratos que las verduras no harinosas.

Grasas

Las grasas no tienen un gran efecto sobre el nivel de azúcar en la sangre. Pero, para lograr una dieta equilibrada, deben consumirse con moderación. Las grasas tienen muchas calorías. Una cucharada de la mayoría de las grasas y aceites contiene unos 11 gramos de grasa y 100 calorías. Escoja las carnes magras (sin grasa) y los productos lácteos parcial o totalmente descremados, y consuma con moderación los bocadillos y postres ricos en grasas. Su corazón se beneficiará si opta por las grasas mono y poliinsaturadas, así como también las del grupo de ácidos grasos omega-3. Reduzca las grasas saturadas y las de ácidos grasos hidrogenados, ya que un alto contenido de éstos puede elevarle el colesterol (ver p. 6).

CARNES Y SUSTITUTOS DE LA CARNE

Con poca grasa	Con mucha grasa
Cortes de vaca magros (sin grasa) *USDA Select o Choice*: pulpa, sirloin, falda, filete, carne molida magra o súper magra, carne para hornear	Cortes de vaca *USDA Prime*: costillas, carnes enlatadas, bife de costilla, salchicha, carne molida común
Chuletas de cabrito, cordero o ternera, carne magra de puerco/cerdo (jamón fresco, jamón cocido, tocino canadiense, filete, chuletas)	Costillitas de puerco/cerdo, carne molida de puerco/cerdo, salchicha, chorizo, manitas de puerco en vinagre, tocino
Carnes de ave sin pellejo (pollo, pavo, gallinitas *cornish*) pavo magro molido	Carnes de ave fritas, con pellejo o molidas
Pescado (fresco y congelado, cangrejo, camarón, langosta, almejas, atún envasado en agua, sardinas, ostras, arenque, salmón)	Pescado frito
Carnes de caza (venado, búfalo, avestruz o conejo; pato, faisán o ganso sin pellejo)	Vísceras y menudos
Quesos magros (queso *cottage* o requesón, parmesano, quesos parcial o totalmente descremados como ricota, *mozzarella*, queso fresco)	Quesos de alto contenido graso (*cheddar*, suizo, *colby*, *monterey jack*, americano, asadero, añejo, chihuahua)
Tofu, productos de soya, clara de huevos, sustitutos de huevos, carnes frías/fiambres magros	Carnes frías/fiambres de alto contenido graso (mortadela, salami, jamón serrano, chorizo, etc.) Huevos, mantequilla de maní/cacahuate
	Salchicha italiana, polaca y *bratwurst*

GRASAS

Monoinsaturadas	Poliinsaturadas	Saturadas
Aceite de oliva	Margarinas untables o en envase exprimible (normal o dietética)	Carnes con grasa, aves con pellejo, tocino, chicharrón, cuerito, tripas
Aceite de cacahuate/maní		Mantequilla/manteca, mantequilla/grasa de cerdo, *shortening*
Aceite de canola	Mayonesa (normal y dietética)	
Aguacate/palta		Grasas hidrogenadas o parcialmente hidrogenadas
Aceitunas verdes y negras	Aderezo de ensalada (normal y dietético)*	Coco, leche de coco
Almendra, nuez de la india, maní, pacanas, mantequilla de maní*	Aceite de maíz, girasol, cártamo, sésamo y soya	Queso crema, crema agria
		Aceite de coco, de palma o de semilla de palma; mantequilla de cacao
Semillas de sésamo*	Pepitas de calabaza y de girasol*	Productos lácteos con alto contenido de grasa (leche entera, 2%, la mayoría de los quesos), crema chantilly y *half-and-half* (crema y leche)
	Nueces*	

	Grasas omega-3	Aceites grasos trans
	Caballa, trucha de agua dulce, salmón arenque, atún, sardinas, anchoas	Aceites hidrogenados o parcialmente hidrogenados
	Aceite de lino, aceite de soya, aceite de canola	Margarina en pan, *shortening*
		Productos de panadería*
	Semillas de lino*	Productos elaborados fritos*
	Nueces*	Bocadillos pre-elaborados*

*Alimentos que pueden contener carbohidratos

El sodio (sal)

A las personas con diabetes se les recomienda consumir menos **sodio,** o sea sal y comidas saladas. Si usted tiene la presión alta, trate de reducir la cantidad de sodio a 2400 mg por día o menos. Una cucharadita de sal común contiene unos 2300 mg de sodio. Use menos sal al cocinar y en la mesa. Utilice sazonadores sin sal como Mrs. Dash®, pimienta, vinagre, limón, hierbas y especias. Consumir frutas, verduras y productos lácteos descremados o parcialmente descremados también puede ayudar a reducir la presión arterial.

Las **comidas preparadas** (snacks, comidas enlatadas y empaquetadas, carnes frías y quesos, pepinillos y aceitunas), **aderezos** (salsa catsup, mostaza, salsa de soya), **comidas de restaurante** y **comidas rápidas** por lo general tienen un alto contenido de sodio. (La mayoría de los restaurantes de comida rápida tienen información disponible sobre el contenido nutricional de sus productos para quien la solicite). Los alimentos frescos, sin procesar, tales como carnes frescas, leche, verduras y granos suelen contener menores cantidades de sodio.

Si la etiqueta dice:	Eso quiere decir:
"low sodium" (bajo en sodio)	140 mg o menos sodio por porción
"very low sodium" (muy bajo en sodio)	35 mg o menos por porción
"sodium free" (sin sodio)	menos de 5 mg por porción
"reduced sodium" o *"less sodium"* (sodio reducido)	por lo menos 25% menos sodio que el original
"light sodium" (poco sodio)	por lo menos 50% menos sodio que el original
"unsalted" o *"no salt added"* (sin sal adicional)	no se le agregó sal

Comidas sin restricciones

Las **comidas sin restricciones** son aquellas que tienen menos de 20 calorías o menos de 5 gramos de carbohidratos por porción. No se descuide con respecto al contenido de sodio y al tamaño de la porción. Si lo que come equivale a 12–15 gramos de carbohidratos, considérelo como una (1) unidad de carbohidratos (ver p. 9).

BEBIDAS
Caldos transparentes
(sin carne ni verdura)
Agua mineral o gasificada,
con o sin sabor
Café
Té
Sodas dietéticas
Agua tónica sin azúcar

**PRODUCTOS
SIN AZÚCAR**
Gelatinas
Gomas de mascar
Sustitutos del azúcar
(aspartame, sacarina,
acesulfame K y sucralosa)

HIERBAS Y ESPECIAS
Todas las hierbas
y especias

CONDIMENTOS
Salsa *barbecue*
(1 porción = 1 cucharada)*
Salsa catsup
(1 porción = 1 cucharada)*
Salsa de rábano (*horseradish*)
Jugo de lima y de limón
Mostaza
Pepinillos
Aderezo de pepinillo o *relish*
(1 porción = 1 cucharada)*
Salsa de tomate/jitomate
(1 porción = ¼ de taza)*
Salsa de soya
(1 porción = 2 cucharadas)*
Salsa Tabasco®
Salsa para tacos
(1 porción = 1 cucharada)*
Salsa *teriyaki*
(1 porción = 1 cucharada)*
Vinagre

*1 porción equivale aproximadamente a 5 gramos de carbohidratos

¿QUÉ ES UNA UNIDAD DE CARBOHIDRATOS?

La unidad de carbohidratos fue creada para ayudar al diabético a calcular la cantidad de carbohidratos que consume, sin tener que pesar o medir todo lo que come. Llevar una cuenta de las unidades de carbohidratos le ayudará a regular sus niveles de azúcar en la sangre. Cuando una porción tiene entre 12 y 15 gramos de carbohidratos totales (ver p.10), decimos que es una **unidad de carbohidratos**.

En las páginas 13 a 25 encontrará una lista que incluye una variedad de comidas, el tamaño de porción típica y el número de unidades de carbohidratos que contiene cada una. Puede combinar distintas comidas hasta alcanzar el número de unidades de carbohidratos que su dieta requiere. Al hacerlo, junto con tomar los medicamentos y realizar ejercicio físico, podrá regular el nivel de azúcar en su sangre. Por ejemplo, un desayuno de 4 unidades de carbohidratos podría ser:

240 ml de leche descremada (13 gramos de carbohidratos)	= 1 unidad de carbohidratos
1 plátano/banana entera (30 gramos de carbohidratos)	= 2 unidades de carbohidratos
¾ taza de cereal no azucarado (15 gramos de carbohidratos)	= 1 unidad de carbohidratos
TOTAL	= 4 unidades de carbohidratos

No es necesario evitar todas las comidas ricas en carbohidratos, ni comer lo mismo todos los días. Es muy importante tener una dieta equilibrada, con comidas variadas. Al planificar su dieta basándose en las unidades de carbohidratos podrá tener algo de flexibilidad en lo que come. **Además, consumir cantidades similares de carbohidratos en cada comida, entre comidas, y alrededor de la misma hora cada día, le ayudará a regular su nivel de azúcar en la sangre.**

Cómo interpretar las etiquetas para determinar los "carbohidratos totales"

Las etiquetas, como en el ejemplo que mostramos a continuación, le dan información muy útil sobre el contenido de calorías, grasa, colesterol, sodio y carbohidratos en sus alimentos. Identifique cuál es el **tamaño de la porción** según la etiqueta, y compárelo con la cantidad que usted va a comer. Si el tamaño de la porción es de ½ taza, pero usted va a comer 1 taza, debe duplicar las cantidades de la etiqueta. **La cantidad de los carbohidratos totales dividido entre 15 le dará el número de unidades de carbohidratos en esa comida.** (La cantidad de azúcar en la comida está incluida en la cantidad de los carbohidratos totales). NOTA: la fibra en los alimentos no se puede digerir y por lo tanto se debe descontar de los carbohidratos totales. Si un alimento contiene más de 5 gramos de fibra, reste esa cantidad de fibra de los carbohidratos totales, y luego divida entre 15, para determinar cuántas unidades de carbohidratos contiene.

Nutrition Facts	
Serving Size 1/2 cup (90g)	
Servings Per Container 4	
Amount Per Serving	
Calories 100 Calories from Fat 30	
	% Daily Value
Total Fat 3g	5%
Saturated Fat 0g	0%
Cholesterol 0mg	0%
Sodium 300mg	13%
Total Carbohydrate 13g	4%
Dietary Fiber 3g	12%
Sugars 3g	
Protein 3g	

La siguiente información le será útil para calcular las porciones con exactitud:

Medidas y equivalencias de uso frecuente
3 cucharaditas (3 *teaspoons* o 3 *tsp*) =
   1 cucharada (1 *tablespoon* o 1 *Tbsp*)
4 cucharadas = ¼ taza = 60 ml = 2 onzas líquidas
8 cucharadas = ½ taza = 120 ml = 4 onzas líquidas
16 cucharadas = 1 taza = 240 ml = 8 onzas líquidas
1 taza = aproximadamente ¼ litro = ½ pinta
2 tazas = aproximadamente ½ litro = 1 pinta
1 onza = 30 gramos

Otras sugerencias prácticas
90 gramos de carne cocida tienen el tamaño de una baraja de cartas o de la palma de la mano de una mujer.

30 gramos de queso tienen el tamaño de 4 dados.

½ taza de un guisado de granos o verduras ocupa aproximadamente ¼ del plato.

½ taza de fruta o de cualquier otra comida se ve del tamaño de una pelota de tenis.

La planificación de las comidas

La siguiente lista muestra una distribución adecuada de carbohidratos para cada comida de adultos, hombres o mujeres. Además de los carbohidratos, una dieta balanceada debe incluir carnes, verduras y grasas. Revise la pirámide alimenticia para encontrar la cantidad de porciones de cada una recomendadas por día.

Ejemplo:

Cantidad de unidades de carbohidrato recomendada para mantener su peso o para adelgazar.

	HOMBRES	MUJERES
DESAYUNO	4–5 unid. de carb.	3–4 unid. de carb.
BOCADILLO	1–2 unid. de carb.	1–2 unid. de carb.
ALMUERZO	4–5 unid. de carb.	3–4 unid. de carb.
BOCADILLO	1–2 unid. de carb.	1–2 unid. de carb.
CENA	4–5 unid. de carb.	3–4 unid. de carb.
BOCADILLO	1–2 unid. de carb.	1–2 unid. de carb.

Pida ayuda a su dietista para elaborar su propio plan, y utilice la página 27 para apuntarlo.

UNIDADES DE CARBOHIDRATOS PARA LAS COMIDAS MÁS CONOCIDAS

Esta es una lista de comidas más conocidas, el tamaño de una porción promedio y el número de unidades de carbohidratos que contiene. Todas las porciones se refieren a alimentos cocidos y listos para comer. Use una taza medidora para determinar el tamaño de la porción. El asterisco (*) indica comidas con alto contenido de grasa. Cómalas con moderación, alternando en el día las que son ricas en grasa con las de poca grasa para lograr una dieta sana.

COMIDA	PORCIÓN PROMEDIO	UNIDADES DE CARBOHIDRATO/ PORCIÓN
Panes		
Pan, cualquier tipo	1 rebanada (30 g)	1
Pan dietético	2 rebanadas (60 g)	1
Grisines o palitos de pan blandos	1 palito (15 cm)	1
Pan de maíz*	1 porción (cubo 5 cm)	1
Crutones*	½ taza	1
Bolillo	1 pieza (30 g)	1
Pan para *hot dog* /hamburguesa	1 pan	1½–2
Pan *pita*, grande	1 pita	3
Pan *pita*, chico	1 pita	2
Tostada para taco	2 piezas	1
Tortilla de maíz o harina	1 (15 cm)	1
Tortilla de harina	1 (25 cm)	2½
Pastas, cereales y otras guarniciones		
Cebada	½ taza	1½
Cuscús/sémola	½ taza	1
Pasta o fideos	½ taza	1½
Arroz (blanco, integral, o silvestre)	½ taza	1½
Fideos de arroz	½ taza	1½
Relleno de pavo*	½ taza	1½
Pilaf de trigo /*bulgur*	½ taza	1

COMIDA	PORCIÓN PROMEDIO	UNIDADES DE CARBOHIDRATO/ PORCIÓN
Alimentos para el desayuno		
Bagel de supermercado	1 pieza	2–3
Bagel de la bagelería	1 pieza	4–5
Bizcocho, chico*	1 pieza	1
Cereal de hojuelas de salvado	1 taza	2½–3
Cereal cocido	1 taza	2
Cereal frío, no-azucarado	¾ taza	1
Cereal frío azucarado	1 taza	2
Croissant/danés*	1 mediano	2
Donas de pastel*	1 mediana	1½
Donas glaseadas*	1 mediana	2
English muffin	1 pieza	2
Tostada francesa*	1 rebanada	1
Cereal *granola*￼*	½ taza	2–3
Papas *hash browns*￼*	½ taza	1½
Muffin, chico*	1 pieza	1
Muffin, mediano*	1 pieza	2–3
Muffin, grande*	1 pieza	5–6
Panqueque/*hot cake*￼*	2 piezas (10 cm)	1½–2
Scone￼*	1 mediano	3
Pan dulce/*sweet roll*￼*	1 pieza	2–3
Waffle chico*	1 pieza	1
Verduras harinosas y legumbres		
Frijoles/habichuelas, lentejas y chícharos/arvejas, cocidos	½ taza	1
Maíz	½ taza	1

COMIDA	PORCIÓN PROMEDIO	UNIDADES DE CARBOHIDRATO/ PORCIÓN
Elote/maíz fresco	1 mediano	1
Papas fritas*	porción pequeña	2
Chícharos/arvejas frescas	½ taza	1
Papa al horno	1 papa (150–180 g)	2
Puré de papas	½ taza	1
Hot cake de papas*	1 mediano	1½
Ensalada de papas*	½ taza	1
Calabaza	1 taza	1
Camote /batata al horno	1 mediana (120–150 g)	2
Puré de camote/batata	½ taza	1½
*Tater tots**	½ taza	1

Sopas

COMIDA	PORCIÓN PROMEDIO	UNIDADES DE CARBOHIDRATO/ PORCIÓN
De frijoles/habichuelas (tocino)*	1 taza	1
De pollo con fideos	1 taza	½–1
De frijoles con carne /*chili**	1 taza	2
Crema de brécol /brócoli*	1 taza	½
Minestrón	1 taza	1½
Crema de almejas*	1 taza	1
Crema de chícharos /arvejas	1 taza	1–2
Crema de tomate /jitomate	1 taza	1
De verduras	1 taza	½

COMIDA	PORCIÓN PROMEDIO	UNIDADES DE CARBOHIDRATO/ PORCIÓN

Galletas saladas, papitas y palomitas de maíz

COMIDA	PORCIÓN PROMEDIO	UNIDADES DE CARBOHIDRATO/PORCIÓN
Chips sin grasa (de papa o tortilla)	12–18 papitas (30 g)	1
Galletas Goldfish®	½ taza	½
Galletas *graham*	1½ galleta	1
Palomitas de maíz	3 tazas	1
Palomitas de microondas*	1 bolsa	3–4
Chips de papa o tortilla*	30 g	1
Pretzels	1 puñado (22 g)	1
Galletas de arroz, grandes	2 piezas	1
Galletas Ritz®*	8 galletas	1
Rye Crisps®	3 galletas	1
Galletas saladas	6 galletas	1
Triscuits®*	5 galletas	1
Galletas de trigo	4–6 galletas	1
Wheat Thins®*	12 galletas	1

Alimentos para untar o endulzar

COMIDA	PORCIÓN PROMEDIO	UNIDADES DE CARBOHIDRATO/PORCIÓN
Salsa *gravy**	½ taza	½
Miel, azúcar, jalea, mermelada	1 cucharada	1
Jalea dietética	1 cucharada	⅓
Mantequilla de maní*	2 cucharadas	⅓
Mantequilla de maní dietética	2 cucharadas	1
Almíbar o miel para *hot cakes*	¼ taza	3–4
Almíbar dietética para *hot cakes*	¼ taza	2
Almíbar sin azúcar para *hot cakes*	¼ taza	0–1

COMIDA	PORCIÓN PROMEDIO	UNIDADES DE CARBOHIDRATO/ PORCIÓN
Bebidas		
Capuchino (café exprés y espuma de leche)	480 ml	1
Chocolate caliente	480 ml	4
Té chai	360 ml	3½
Cacao/cocoa caliente	1 paquete	1–2
Cacao/cocoa caliente, dietético	1 paquete	½–1
Café late (café exprés con leche)	480 ml	1½
Bebidas en polvo, Kool-Aid®	240 ml	2
Café mocha (café exprés, chocolate y leche)	480 ml	2½
Soda	360 ml	3
Soda dietética	360 ml	0
Bebidas para deportistas	240 ml	1
Leches, sustitutos de la leche y yogur		
Leche (descremada, 1%, 2%,* entera*)	1 taza	1
Leche chocolateada parcialmente descremada	1 taza	2
Leche de arroz	1 taza	1–2
Leche de soya con sabor	1 taza	1–2
Yogur natural, parcialmente descremado	1 taza	1
Yogur con frutas	180–240 g	2–3
Yogur dietético	120–240 g	1–2

COMIDA	PORCIÓN PROMEDIO	UNIDADES DE CARBOHIDRATO/ PORCIÓN
Frutas frescas, enlatadas y secas		
Plátano/banana	1 grande	2
Toronja/pomelo	½ grande	1
Uvas	15 medianas	1
Melón, moras/bayas, fresas/frutillas, papaya	1 taza	1
Otras frutas frescas	½ taza o 1 pieza pequeña (del tamaño de una pelota de tenis)	1
Fruta enlatada o puré de fruta, sin azúcar	½ taza	1
Pasas de uva/pasitas	¼ taza	2
Otras frutas secas	¼ taza	1
Jugos de frutas		
Manzana, toronja /pomelo, naranja /china, piña/ananá	½ taza (120 ml)	1
Arándano, uva, ciruela	⅓ taza (90 ml aprox.)	1
Arándano, dietético	1 taza	1
Alimentos preparados		
COMIDA MEXICANA		
Taco mediano de restaurante o casero*	1 pieza	1–1½
Burrito de restaurante o casero*	1 pieza	3–4
Quesadilla*	1 chica	3
Fajita	1 chica	1½

COMIDA	PORCIÓN PROMEDIO	UNIDADES DE CARBOHIDRATO/ PORCIÓN
COMIDA ITALIANA		
Spaghetti con salsa con carne*	1 taza	3
Salsa para spaghetti envasada	½ taza	1–1½
Pizza de restaurante, masa gruesa*	1 porción mediana	2
Pizza de restaurante, masa delgada*	1 porción mediana	1½
*Manicotti**	2 piezas	2
Lasaña*	240 g	2
Ravioles*	1 taza	3
*Tortellini**	1 taza	3
COMIDA ASIÁTICA/HINDÚ		
Arroz *basmati*, jazmín o blanco	1 taza	3
Chow mein (sin arroz)	1 taza	½
Fideos *chow mein**	½ taza	1
*Egg roll** /rollito primavera	1 pieza	1–2
Arroz frito*	1 taza	3
Fideos *lo mein**	1 taza	3
Naan	1 onza	1
Stir fry (carne y verduras solamente)	1 taza	½
Pollo agridulce (sin arroz)*	1 taza	2
Wonton (sin salsa)	4 piezas	1

COMIDA	PORCIÓN PROMEDIO	UNIDADES DE CARBOHIDRATO/ PORCIÓN
COMIDA ÁRABE		
Envueltos de col/repollo	1 rollo	1
*Falafel**	1 pita entera	4–5
Gyros	1 pieza	3
Hummus	⅓ taza	1
Tabbouleh	½ taza	1
COMIDA AMERICANA		
Guisado de carne y fideos*	1 taza	2
*Corn dog**	1 pieza	1–1½
Hamburger Helper®*	1 taza	2
Macarrones con queso*	1 taza	3
Sándwich de carnes frías y/o queso*	1 pieza	2
Hamburguesa vegetariana/pan	1 pieza	2½
Lean Cuisine®	1 caja	2–3
Sándwich arrollado	270 g	3
Cenas congeladas*	1 cena (210–300 g)	2–3

Comida rápida

COMIDA	PORCIÓN PROMEDIO	UNIDADES DE CARBOHIDRATO/ PORCIÓN
ARBY'S®		
Light Turkey Sub	1 sándwich	3½
Sándwich Market Fresh®*	1 sándwich	5
*Roast Beef** normal	1 sándwich	2
*Beef 'n Cheddar**	1 sándwich	2½
*Roast Chicken Club**	1 sándwich	2½
*Grilled Chicken Deluxe**	1 sándwich	2½
*Potato cakes**	2 unidades	2
*Curly fries**	1 pequeña	2½

COMIDA	PORCIÓN PROMEDIO	UNIDADES DE CARBOHIDRATO/ PORCIÓN
BURGER KING®		
Whopper®/Whopper® con queso*	1 sándwich	3½
Whopper Jr.®*	1 sándwich	2
BK Fish Filet®*	1 sándwich	3
Whopper® de pollo*	1 sándwich	3
Hamburguesa*	1 sándwich	2
Papas fritas*	1 mediana	3
Cebolla frita*	1 mediana	3
DAIRY QUEEN®		
Hamburguesa*	1 sándwich	2
Hot dog con pan*	1 pieza	1½
Helado en barquillo*	1 barquillo chico	2½
Helado en barquillo bañado en chocolate*	1 barquillo chico	3
Buster Bar®*	1 pieza	3
Bar Dilly®*	1 pieza	1½
Sándwich DQ®*	1 pieza	2
DQ® *Fudge Bar*	1 pieza	1
Mr. Misty®	1 pieza pequeña	4
Sundae de chocolate*	1 pequeña	3
Malteada de chocolate*	1 pequeña	7½
Shake de chocolate*	1 pequeña	6
Oreo Blizzard®*	1 pequeña	5
*Banana split**	1 unidad	6½
Peanut Buster Parfait®*	1 pieza	6½
Heath o M&M's DQ Treatzza Pizza®*	⅛ de pizza	2

COMIDA	PORCIÓN PROMEDIO	UNIDADES DE CARBOHIDRATO/ PORCIÓN
KFC®		
Original Recipe®		
Ala* o pierna*	1 pieza	½
Pechuga*	1 pieza	1
Puré de papas con gravy*	1 porción	1
BBQ *baked beans*	1 porción	2
*Biscuit**	1 pieza	1
Ensalada de col*	1 porción	2
Ensalada de papa*	1 porción	1½
McDONALD'S®		
*Sausage biscuit**	1 sándwich	2
Pan dulce de canela*	1 rollito	3½
Egg McMuffin®*	1 sándwich	2
*Hash browns**	1 porción	1
Hot cakes con almíbar*	1 porción	7
Hamburguesa	1 sándwich	2
Hamburguesa con queso*	1 sándwich	2
Big Mac®*	1 sándwich	3
Quarter Pounder®*	1 sándwich	2½
Filet-O-Fish®*	1 sándwich	3
McGrill® de pollo*	1 sándwich	2½
McNuggets® de pollo*	6 piezas	1
Papas fritas*	1 porción chica	2
Malteada de chocolate*	1 chica	5
Pastel de manzana*	1 pieza	2
Fruit 'n Yogurt®	1 porción	5
Galletas con chispas/chocolate*	1 unidad	1½

COMIDA	PORCIÓN PROMEDIO	UNIDADES DE CARBOHIDRATO/ PORCIÓN
PIZZA HUT®		
Personal Pan Pizza®*	1 pizza entera	5
Pan Pizza®*	1 porción mediana	2
Thin 'n Crispy®*	1 porción mediana	1½
SUBWAY®		
Pollo asado	sándwich de 6 pulgadas	3
Carnes frías*	sándwich de 6 pulgadas	3
Jamón	sándwich de 6 pulgadas	3
Albóndigas*	sándwich de 6 pulgadas	3½
Roast beef	sándwich de 6 pulgadas	3
Mariscos y cangrejo*	sándwich de 6 pulgadas	3½
Atún*	sándwich de 6 pulgadas	3
Pechuga de pavo	sándwich de 6 pulgadas	3
WENDY'S®		
Hamburguesa clásica*	1 sándwich	2½
Frijoles con carne/*chili*	1 porción chica	1½
Sándwich de pollo a la plancha	1 sándwich	2½
Papa al horno sin agregados	1 papa	5
Frosty®*	1 porción mediana	5

Dulces y postres

POSTRES CONGELADOS

COMIDA	PORCIÓN PROMEDIO	UNIDADES DE CARBOHIDRATO/ PORCIÓN
Helado*	½ taza	1
Paleta de helado*	1 unidad	1–2
Sándwich de helado*	1 unidad	1–2
Helado dietético sin azúcar	½ taza	1
Salsa de chocolate o caramelo	2 cucharadas	1–2

COMIDA	PORCIÓN PROMEDIO	UNIDADES DE CARBOHIDRATO/ PORCIÓN
Paleta helada (Popsicle®)	1 unidad	1
Helado de agua/sorbete	½ tasa	2
Yogur congelado	½ taza	1½

GELATINA/PUDÍN/NATILLA

COMIDA	PORCIÓN PROMEDIO	UNIDADES DE CARBOHIDRATO/ PORCIÓN
Natilla o flan*	½ taza	1
Gelatina	½ taza	1½
Gelatina sin azúcar	½ taza	0
Pudín/postre de maicena*	½ taza	2
Pudín de maicena sin grasa	½ taza	1½
Pudín de maicena sin azúcar	½ taza	1
Arroz con leche	½ taza	1½

DULCES

COMIDA	PORCIÓN PROMEDIO	UNIDADES DE CARBOHIDRATO/ PORCIÓN
Chocolates*	1 chocolate chico	2
Jelly beans	15 unidades chicas	1
Junior Mints®*	1 caja chica	2
M&M's® comunes o de maní*	1 paquete chico	2
Skittles®	1 paquete chico	2½
Snickers®*	1 chocolate chico	2½
Paletas	1 pieza	½–1
Twix®*	1 paquete chico (2 piezas)	2½
Twizzlers®	3 piezas	2

POSTRES DE PANADERÍA

COMIDA	PORCIÓN PROMEDIO	UNIDADES DE CARBOHIDRATO/ PORCIÓN
Pastel *angel food*	1 porción (60 g)	2
*Apple crisp**	1 porción mediana	3–4
Pan de plátano/banana*	1 rebanada (60 g)	2
*Brownie**	1 porción (60 g)	2

COMIDA	PORCIÓN PROMEDIO	UNIDADES DE CARBOHIDRATO/ PORCIÓN
Pastel con cobertura*	1 porción mediana	3–4
*Cheesecake**	1 porción mediana	2–3
Cheesecake con salsa de frutas*	1 porción mediana	3–4
Pie de crema*	⅛ del *pie*	2–3
Cupcake con cobertura*	1 chica	1½–2
Pie de fruta*	⅛ del *pie*	3–4
Shortcake de fresa/frutilla*	1 porción mediana	3–4

GALLETAS Y BOTANAS DULCES

COMIDA	PORCIÓN PROMEDIO	UNIDADES DE CARBOHIDRATO/ PORCIÓN
Biscotti	1 pieza	1
Chips Ahoy®*	3 galletas	2
Obleas con crema*	2 galletas	1
Newtons® de higo	3 galletas	2
Galletas de la suerte	2 galletas	1
Rollitos de frutas	1 rollito	1
Barra de granola común	1 barra	1–1½
Barra de granola con frutas	1 barra	2
Galleta casera*	1 galleta mediana	1½–2
Galletas de fruta Pepperidge Farm®*	2 galletas	1½
Galletas gourmet Pepperidge Farm®*	1 galleta	1–1½
Galleta de Rice Krispie®*	1 mediana	2
Galletas rellenas con crema*	3 galletas	1½
Polvorones o galletas de mantequilla*	4 galletas	1
Galletas de vainilla, marías	5 galletas	1

TABLA DE CONVERSIÓN DE CARBOHIDRATOS

CARBOHIDRATOS TOTALES		UNIDADES DE CARBOHIDRATOS
0–5 gramos	=	0 unidades de carbohidratos
6–10 gramos	=	½ unidad de carbohidratos
11–20 gramos	=	1 unidad de carbohidratos
21–25 gramos	=	1½ unidades de carbohidratos
26–35 gramos	=	2 unidades de carbohidratos
36–40 gramos	=	2½ unidades de carbohidratos
41–50 gramos	=	3 unidades de carbohidratos
51–55 gramos	=	3½ unidades de carbohidratos
56–65 gramos	=	4 unidades de carbohidratos
66–70 gramos	=	4½ unidades de carbohidratos
71–80 gramos	=	5 unidades de carbohidratos

SU RÉGIMEN DE COMIDAS

	HORA	CARBOHIDRATOS GRAMOS	CARBOHIDRATOS UNIDADES
Desayuno	_______	_______	_______
Entre comida	_______	_______	_______
Almuerzo	_______	_______	_______
Entre comida	_______	_______	_______
Cena	_______	_______	_______
Entre comida	_______	_______	_______

Cantidad recomendada de verduras no harinosas por día: _______

Cantidad recomendada de grasas por día: _______

Cantidad recomendada de grasas saturadas por día: _______

Cantidad recomendada de ácidos grasos trans* por día: _______

Cantidad recomendada de carnes magras, carnes de ave, pescado y quesos magros o huevos (hasta 4 huevos por semana) por día: _______

RECUERDE: Una unidad de carbohidratos equivale a unos 15 gramos de carbohidratos totales. Utilice la pirámide alimenticia que se encuentra al inicio de este manual para ayudarlo a planificar una dieta saludable y equilibrada.

*ingiera la menor cantidad posible de ácidos grasos trans.

EJEMPLO DE MENÚ

Pídale a su dietista que le sugiera un menú de muestra.

Desayuno	Entre comida de la mañana
Almuerzo	Entre comida de la tarde
Cena	Entre comida de la noche